PRONTO SOCORRO HOMEOPÁTICO

PRONTO SOCORRO HOMEOPÁTICO

Drª. Roseana Mª de Araujo Matos
Médica Homeopata

1ª Edição – 2024

Dados Internacionais de Catalogação na Publicação (CIP)
(Câmara Brasileira do Livro, SP, Brasil)

Matos, Roseana Mª de Araujo

Pronto Socorro Homeopático – Drª Roseana Mª de Araujo Matos – 1ª Edição - 2024

1. Homeopatia e Saúde 2. Emergências e Homeopatia 3. Alergias e Homeopatia 4. Viroses e Homeopatia 5. Pronto Socorro e Homeopatia 6. Tratamento Homeopático 7. Medicina Homeopática

---

ISBN 978-65-266-2407-4

HOMENAGEM

"Aos profissionais do ensino de HOMEOPATIA e aos pacientes que desejam uma terapêutica ideal em busca da verdadeira cura"

"Pela contribuição histórica, pelo esforço e pesquisa, aos Doutores Kamil Curi, Mario de Azevedo, Celso Teodoro Zenke e José Emygdio Rodrigues Galhardo"

“Não podemos deixar de falar das coisas
que temos visto e ouvido.” Atos 4:20

AGRADECIMENTOS

Agradeço primeiramente a Deus pela coragem e disposição para escrever este livro. Especialmente agradeço ao meu marido Ronaldo pelo apoio e pelas horas dedicadas, pela paciência nas pesquisas e correções. Particularmente agradeço aos meus filhos e noras por insistirem e incentivarem neste legado. Finalmente agradeço aos amigos, secretárias e pacientes, pelas orações e compreensão nas horas difíceis.

SUMÁRIO

Prefácio **10**
Apresentação – Pronto Socorro Homeopático **13**
A Homeopatia no Brasil e no mundo **15**
O que é Homeopatia e a racionalidade médica **18**
O ensino da Homeopatia no Brasil **21**
Nome, preparo e como usar os medicamentos homeopáticos **24**
Ação do medicamento homeopático no organismo **26**
Experiência medicamentosa em seres humanos **28**
A complexidade da consulta homeopática **30**
Mantendo a saúde com medidas básicas de alimentação **32**
Recomendações para manter a saúde de adolescentes e jovens 34
Emergências e medicamentos homeopáticos mais indicados:
- Amigdalite, faringite **37**
- Asma, bronquite **39**
- Cistite **41**
- Cólicas intestinais, menstruais, "renais" **43**
- Diarréia **45**
- Dispepsia, distúrbios da digestão **47**
- Dor reumática, ciática, muscular, nevrálgica **49**
- Enjoo, náuseas, vômitos **51**
- Enxaquecas **53**
- Febre **55**

- Gripes, resfriados **58**
- Hemorróidas **61**
- Inflamação em geral, inicial, articular **63**
- Insônia **66**
- Menstruação, TPM, menopausa **68**
- Nervosismo, stress, medos **71**
- Rinite e sinusite alérgicas **73**
- Tosse alérgica **76**
- Traumas, quedas, acidentes **79**
- Viroses e arboviroses (Dengue, Chikungunya, Zika Vírus) **83**
Referências Bibliográficas **92**
Índice de Medicamentos Apresentados Nesta Obra **95**
Glossário **99**

PREFÁCIO

Senti-me muito honrado pelo convite da Dra. Roseana, em escrever este prefácio. Ela é uma companheira médica e grande homeopata, há mais de 40 anos com uma ótima trajetória no campo da clínica e ensino de nossa especialidade. Começamos nossos estudos no Instituto Hahnemanniano do Brasil e fomos evoluindo como médicos e professores desde então. Nesta obra, ela desenvolve toda sua experiência em benefício da sociedade e espero que aquele que seguir suas indicações tenha resultados em equilibrar o bem mais importante do ser humano: a saúde.

É com muita satisfação que falo sobre este livro que considero essencial para a divulgação da Homeopatia e seu uso por todos. Há sempre uma grande curiosidade em se saber o que empregar diante de processos clínicos em que o paciente não está tendo bons resultados diante dos tratamentos convencionais, como também o que fazer diante de um sintoma ou doença em que haja necessidade de uma urgência. Nesse momento, há necessidade de se ter em mãos um livro como o Pronto Socorro Homeopático para ter uma boa noção de como proceder. Este livro demonstra isso! O que você pode fazer diante de um momento de adoecimento ou de processo agudo que todos podemos enfrentar no nosso dia a dia.

A obra Pronto Socorro Homeopático explica muito bem o que é a Homeopatia, como o medicamento homeopático atua, como ele é preparado, e em especial como é uma consulta homeopática e suas dificuldades e virtudes. Ela aborda sobre o que precisamos fazer para manter nossa saúde através da alimentação com sugestões e conselhos que devemos seguir.

O tratamento homeopático, busca o equilíbrio físico e emocional do paciente, objetiva melhorar sua saúde como um todo. Não trata apenas os sintomas e a doença como faz a terapêutica convencional. Ela individualiza o paciente. Neste sentido, o livro discorre sobre várias patologias mais comuns no dia a dia e podemos recorrer aos medicamentos indicados, mas devemos considerar que o tratamento homeopático acompanhado por um profissional especialista é o caminho para tratar o paciente em sua totalidade física e emocional.

Esperamos que esta obra alcance seus objetivos maiores que são permitir que as pessoas entendam melhor como a homeopatia pode ajudar o paciente e ter indicações clínicas para o seu cotidiano, o que faz com que a pessoa em especial tenha uma vida mais saudável.

Trate-se com Homeopatia e seja mais feliz.

Dr. Paulo Cezar Maldonado é especialista e professor de Homeopatia há 50 anos, e Coordenador da Câmara Técnica de Homeopatia do Conselho Regional de Medicina do RJ.

APRESENTAÇÃO

Este livro tem o objetivo de informar sobre algumas doenças agudas comuns e o seu tratamento homeopático, numa linguagem simples e acessível, **para** as **emergências familiares** e **caseiras**, até a chegada ao médico, caso necessário.

Esses problemas frequentes de saúde podem ser tratados com HOMEOPATIA, de forma suave e eficaz, sem as consequências dos medicamentos alopáticos (efeitos colaterais), dado ao fato de que a HOMEOPATIA trata o doente, a doença, órgãos e os mecanismos envolvidos nas doenças, sejam físicos, emocionais, biológicos.

Esta obra inclui vinte doenças agudas mais frequentemente atendidas nas unidades de pronto socorro, a partir da minha experiência em emergências clínico-pediátricas, no consultório, na SAMU e na UPA.

Das infecções e viroses, aos traumas e acidentes; das crises alérgicas às epidemias de Gripes, Dengue e Chikungunya, a HOMEOPATIA tem medicamentos adequados para cada caso, como por exemplo o EUPATORIUM que é específico para tratar a dengue; CROTALUS HORRIDUS para Dengue hemorrágica; BOTHROPS para os trombos da Covid.

Os medicamentos aqui apresentados para estas doenças agudas levam em conta o quadro clínico, as características e sintomas da doença, os fatores desencadeantes e os aspectos emocionais e pessoais envolvidos.

É uma obra de grande utilidade prática, além de informar, divulgar e orientar sobre o uso da HOMEOPATIA, atendendo às demandas de assistência básica à saúde.

A HOMEOPATIA NO BRASIL E NO MUNDO

A popularização e a procura da HOMEOPATIA podem ser importantes para o ensino e a prática dessa especialidade médica, esclarecendo sobre diversas doenças que podem ser tratadas, em busca da verdadeira cura e ao alcance de todos.

Na Conferência Internacional de Alma-Ata (Rússia - Setembro de 1978), promovida pela Organização Mundial de Saúde (OMS), foi declarado que o modelo terapêutico vigente não é competente para resolver os problemas básicos de saúde da maioria da população do planeta e que se deveria buscar o desenvolvimento de modelos alternativos de atenção médica mais simples, eficazes e acessíveis a toda população do mundo. A HOMEOPATIA apresenta-se, desde o século 18, como sendo a terapêutica que melhor atende ao objetivo da Declaração de Alma-Ata por ser uma forma de tratamento simples, eficaz e de menor custo para os pacientes, não apenas o custo direto do medicamento, mas por proporcionar a cura efetiva para os problemas de saúde das pessoas.

Em seu livro **Iniciação Homeopathica (1936)**, o **Dr. José Emygdio Rodrigues Galhardo (1876-1942**, Ceará-Mirim/RN), professor catedrático da Primeira Cadeira de Matéria Médica, na Escola de Medicina e Cirurgia do Instituto Hahnemanniano/RJ, Doutor em Medicina, Engenheiro Militar, Bacharel em Matemática e Ciências Físicas, apresenta o universo das Escolas e Hospitais de HOMEOPATIA, no mundo (Rússia, China, Inglaterra, México e vários países da Ásia, Europa e Américas), valendo destacar **os Estados Unidos** que contava, **em 1825**, com aproximadamente **8.000 (oito mil) médicos homeopatas, 28 (vinte e oito) hospitais especializados em HOMEOPATIA, 8 (oito) escolas de ensino, 80 (oitenta) sociedades homeopáticas e vários laboratórios para produção dos medicamentos homeopáticos.**

Entretanto, graças ao polêmico, empírico e preconceituoso Relatório Flexner de 1909 (Abraham Flexner, 1866-1959) sobre a qualidade das escolas de medicina nos USA e Canadá, entre 1910-1922, o número de escolas médicas (alopáticas e homeopáticas) foi reduzido em mais de 50% (de 131 para 81); ***escolas médicas homeopáticas, escolas médicas para negros*** e ***escolas médicas para mulheres***, foram fechadas, num total aproximado de 24(vinte e quatro), causando um grande impacto no desenvolvimento do ensino da HOMEOPATIA, não apenas nos USA mas também em outras partes do mundo, ao mesmo tempo que proporcionou o crescimento dos laboratórios de produção de medicamentos alopáticos, até os dias de hoje. **Flexner** foi **apoiado por** John D. **Rockfeller**, **proprietário** dos **laboratórios farmacêuticos** mais importantes na época e no mundo.

O QUE É HOMEOPATIA E A RACIONALIDADE MÉDICA

A HOMEOPATIA é uma racionalidade médica que pensa no todo e não na parte. Tem ótima relação médico-paciente, é atualizada com as exigências e mudanças culturais, e tem o efeito dos medicamentos homeopáticos explicados pela física quântica. É integral, natural, com muita publicação específica para os médicos homeopatas, porém com pouco diálogo e divulgação com as especialidades médicas, sofrendo certos preconceitos em decorrência do desconhecimento.

Tratando o indivíduo em sua totalidade a HOMEOPATIA busca a representação da doença em todas as queixas físicas e também emocionais, sem preocupação especial por uma parte doente ou invadida por algum agente externo como bactérias, vírus ou fungos.

Por muitos anos, o pensamento e a prática médica consideravam o indivíduo como um todo e não somente a doença em si, porém, com a prática médica adotando novos tratamentos, invasivos ou não, e a descoberta de medicamentos de combate específicos, como os antibióticos, apenas a HOMEOPATIA manteve a prática do conhecimento do doente e da doença.

A crença médica de que os medicamentos combatem as doenças, mesmo não tratando o doente de forma geral, produziu nos médicos e pacientes, um desinteresse pela HOMEOPATIA e seus valores. Um bom exemplo é quando a gastrite melhora porque a HOMEOPATIA equilibrou o ansioso que não vai mais precisar de remédios para a ansiedade e o estômago.

A "medicalização" da sociedade não resolve os problemas mais relacionados com as emoções do que com as bactérias e vírus, conhecidos como problemas de nervos, ansiedade, angústia, depressão e a busca de estimulantes e drogas tão conhecidas em todo o mundo.

A racionalidade médica homeopática é até hoje motivo de discussão com a medicina ortodoxa, que mantém o domínio do saber médico numa relação de poder que, segundo **Foucault** (1984), impede o crescimento da HOMEOPATIA e impõe uma visão organicista como única verdade, construindo essa "verdade médica" como disciplina. Esta visão do paciente por partes distintas, nas diversas especialidades médicas (53 especialidades, pelo CFM), pode se destacar dentre as diversas causas que dificultam a inserção do ensino da HOMEOPATIA nas faculdades de medicina.

Essas verdades disciplinares são descritas pela Professora Dra. Madel Luz em 1996 e mostram o choque de duas racionalidades que insistem em impedir o crescimento de outras posturas científicas do conhecimento, como a terapêutica homeopática.

O ENSINO DA HOMEOPATIA NO BRASIL

O ensino da HOMEOPATIA no Brasil tem início em 1843 quando Benoit Mure, autorizado pelo Governo Imperial fundou a Escola Homeopática do Brasil. Em 1883, o Dr. Saturnino Soares de Meirelles instalou a enfermaria homeopática na Santa Casa de Misericórdia do Rio de Janeiro, para atender os escravos, pobres e desvalidos; seguido pelo Dr. Alberto Seabra, em São Paulo, em 1909, também com atendimento gratuito.

Posteriormente, em 1957, o Presidente Juscelino Kubitschek federalizou a Faculdade Hahnemaniana (primeira faculdade homeopática do Brasil), na rua Frei Caneca, no Rio de Janeiro, atualmente integrando a UNIRIO, com ensino de HOMEOPATIA na graduação, pós graduação e residência médica.

O ensino da HOMEOPATIA teve uma demanda acelerada na década de 80, graças à Declaração de Alma-Ata (1978) e à **Carta de Ottawa** (1986), promovendo a saúde no mundo e clamando por modelos mais simples e eficazes de atenção primária à saúde.

Na **Declaração de Alma-Ata** foi declarada a

falência do modelo vigente para resolver os problemas básicos de saúde da grande maioria da população do planeta, lançando um apelo para o desenvolvimento de modelos de atenção médica, ao mesmo mais simples, eficazes (o modelo de atenção primária) e acessíveis a toda essa população, até o ano 2000.

Na **Carta de Ottawa**, a saúde passa a ser vista não mais como ausência de doença, mas um produto de diversos fatores, resultante das condições de alimentação, habitação, educação, renda, meio ambiente, trabalho, transporte, emprego, lazer, liberdade, acesso e posse da terra e acesso a serviços de saúde.

A esse movimento de contracultura de 1978 seguiu-se o "boom" da HOMEOPATIA em todo o mundo, com o crescimento de pesquisas e ensino também no Brasil e seu emprego nos serviços públicos de saúde. Nesse período, cresceram no Brasil as sociedades de HOMEOPATIA oferecendo cursos de pós graduação para médicos formados nas faculdades convencionais. A HOMEOPATIA foi oficialmente reconhecida no Brasil, como especialidade médica em 1980 pelo Conselho Federal de Medicina.

Desde então, faculdades de medicina oferecem

ensino de HOMEOPATIA durante a graduação até os dias de hoje, embora sem incentivo ao ensino e à pesquisa, apesar do Plano Nacional de Práticas Integrativas e Convencionais (PNPIC) oferecer desde 2006 pelo Ministério da Saúde/OMS, atendimento homeopático no SUS em todo território nacional.

Em função do desconhecimento e desinformação sobre esta especialidade médica na grade curricular da maioria das faculdades de medicina no Brasil, ocorre reflexos na pós graduação, na prática médica e na baixa produção científica, com exceção da Universidade Federal do Estado do Rio de Janeiro (UNIRIO), UFF, UNIFESP, UFRN, UFPB, UFPE e UFU.

Ao longo destes quase 50 anos da declaração de **Alma-Ata**, que em seu Art. 10°, declarou que poder-se-ia atingir um nível aceitável de saúde para todos os povos do mundo até o ano 2000, mediante melhor uso dos recursos mundiais, dos quais uma parte considerável é gasta em armamentos e conflitos militares, liberando recursos adicionais que poderiam ser destinados aos cuidados primários de saúde. Naturalmente isto não aconteceu na maioria dos países, sejam eles ligados a qualquer linha política, populista ou conservadora.

NOME, PREPARO E COMO USAR OS MEDICAMENTOS HOMEOPÁTICOS

Os medicamentos homeopáticos são preparados a partir de produtos de origem vegetal, mineral e animal. Atualmente existem cerca de 2.000(dois mil) medicamentos homeopáticos descritos e estudados. O nome do medicamento é descrito de acordo com a origem da substância em latim ou grego, como se usa na nomenclatura científica.

A potência ou quantidade de vezes que o medicamento foi dinamizado é indicado por um número, enquanto as letras definem a escala ou forma de preparo. As escalas e métodos mais utilizados na preparação são Centesimal Hahnemanniana (CH ou C), Decimal (DH ou D), Fluxo Contínuo (FC), Cinquenta Milesimal (LM) e Korsakov (K).

Quanto à apresentação, o medicamento homeopático pode ter a forma líquida, em solução hidroalcoólica, em glóbulos ou grânulos de sacarose (açúcar da cana de açúcar), em tabletes ou pequenos comprimidos de lactose (açúcar do leite), que variam de tamanho de acordo a padronização da farmácia. Na apresentação em pó, o preparo é feito com lactose em pó como veículo e acondicionado em pequenos envelopes de papel.

A maneira de tomar é colocando o medicamento diretamente na boca, **sem manipular**, mantendo em contato com a mucosa da boca, **sem engolir**, sendo a absorção feita na boca. É recomendável aguardar dez ou vinte minutos sem beber ou comer, mantendo a medicação na boca. Durante o tratamento não é proibido ingerir chás, café, álcool, salvo se recomendado pelo médico, por exemplo, no tratamento da insônia ou da gastrite.

Minha orientação é para tomar os medicamentos aqui recomendados, para as doenças agudas, na potência de 5CH, de 1/1 hora no primeiro dia ou nas primeiras horas, conforme a melhora. Melhorando, tomar de 2/2 horas até completar 24 horas bem. Não precisa tomar de madrugada nem tomar com água. Não manipular, separando na tampinha e dissolvendo na boca.

AÇÃO DO MEDICAMENTO HOMEOPÁTICO NO ORGANISMO

O tratamento homeopático não tira o efeito de outros medicamentos que o paciente esteja utilizando, podendo ser associado ao tratamento cirúrgico, cardiológico, ortopédico, alopático, dietético, ginecológico e outros.

O medicamento homeopático é algumas vezes confundido com fitoterapia ou manipulação que são apenas diluídos ou fracionados, como qualquer medicamento em seu preparo, para uso na quantidade ou dose indicada.

Além da diluição em escala decimal ou centesimal, a HOMEOPATIA tem um método específico de preparo denominado **dinamização,** que por meio de vibração mecânica, **extrai elétrons e partículas de elétrons** das órbitas dos átomos, transferindo-os para as diluições seguintes. Atualmente utilizamos equipamentos denominados dinamizadores que executam esta tarefa. A presença desses elétrons pode ser **comprovada e detectada por métodos físicos**, como por exemplo, contador Geiger, ressonância magnética, leitura de condutância, espectro capilar.

Esses elétrons tem o objetivo de equilibrar a

energia vital que, em desarmonia, é a causa das doenças. Essa energia vital encontrada em todo organismo vivo é o alvo do tratamento homeopático. **O eletrocardiograma** (ECG) e o **eletroencefalograma** (EEG) são métodos que demonstram a presença dessa energia vital em nosso corpo, que cessa com a morte.

Em situações especiais como na doença aguda, podemos tratar a doença em si ou o órgão com medicamentos específicos para essa doença aguda ou para o órgão doente, como na hepatite, pancreatite, tireoidite, mononucleose, gripes e outras viroses, traumas e até AVC e hemorragias.

A indicação do medicamento homeopático depende de uma análise profunda dos sintomas das doenças e do quadro clínico do paciente. Somente um profissional de saúde, formado em HOMEOPATIA, está habilitado a fazer esta análise. Por isso, a terapia homeopática é individual e o medicamento que serve para o conjunto de sintomas de uma pessoa é diferente para outra.

EXPERIÊNCIA MEDICAMENTOSA EM SERES HUMANOS

Na HOMEOPATIA utilizamos substâncias conhecidas de várias origens, experimentando-as em grupos de pessoas saudáveis e capazes de declarar o que sentem. Essa experiência é feita com **doses ultra diluídas ou nano doses**, que causam sintomas físicos, mentais e até emocionais.

Como exemplo, podemos citar experiências com substâncias como Chamomilla que causa sensação de aperto sufocante no peito; Rumex crispus causando coceira irritante na garganta; Phytolacca decandra provoca sensação de caroço na garganta; Coffea cruda que na experimentação, provoca dor na cabeça como um prego fincado; sintomas impossíveis de serem descritos por cobaias.

Interessante relatar o conjunto de **sintomas semelhantes** da rinite alérgica, gripe ou resfriado, com intensa congestão nasal, coriza e lacrimejamento, causados por exposição à cebola, sendo tratados com Allium cepa, preparado com a cebola, de acordo com a farmacotécnica homeopática, em **doses mínimas ultra diluídas**. Outro exemplo são os digitálicos, preparados a partir da planta Digitalis purpurea, que são usados pela HOMEOPATIA para tratar insuficiência cardíaca e até arritmias. A Passiflora incarnata (Maracujá-guaçu) é outro exemplo muito conhecido com ação calmante e sedativa.

De forma semelhante, pequenas doses de bactérias e vírus são utilizadas para prevenir doenças com as vacinas, quando doses maiores desses agentes patogênicos causariam doenças como a raiva, poliomielite, febre amarela.

O efeito positivo dessas substâncias **ultra diluídas** numa pessoa, causará ação terapêutica sem nenhuma toxidade, levando à cura definitiva e prevenindo o desencadear de doenças. Demonstração contrária vemos nos tratamentos que apenas suprimem os sintomas, proporcionando alívio temporário, remediando sem trazer a cura, como na asma, enxaqueca, prisão de ventre, insônia e outros.

Vale citar que a Lei da Semelhança tem origem no século IV a.c. relatada por Hipócrates, considerado o pai da medicina, e foi praticada também por outros cientistas como Louis Pasteur, Robert Kock e Adolf Behring, contemporâneos de Samuel Hahnemann, que desenvolveu a HOMEOPATIA.

A COMPLEXIDADE DA CONSULTA HOMEOPÁTICA

A melhora com o tratamento homeopático é individual e, assim, o tempo de cura é variável. Um bom exemplo de ação rápida dos medicamentos homeopáticos é sua utilização nos casos agudos, onde sua ação restaura rapidamente o estado de saúde do paciente, quase imediatamente.

O objetivo da consulta médica homeopática, normalmente mais demorada que uma consulta convencional, é a seleção do medicamento ideal, conhecido por **simillimum**, que combina com tudo que o paciente apresenta, como suas doenças, características pessoais, comportamento, hábitos alimentares, temperamento, suor, emoções. Alguns pacientes não consideram importante contar sobre uma doença ou um tumor antigo, que tiveram há alguns anos e, às vezes, precisamos de tempo para abordar sobre as doenças, alterações e reações diferentes que o paciente possa ter apresentado no decorrer da sua vida. Outras queixas ou informações podem ser esquecidas pelo paciente, já acostumado com as mesmas, porém importantes no seu histórico de saúde e na escolha do medicamento.

Existem doenças incuráveis por qualquer forma de

tratamento, devido a lesões irreversíveis nos órgãos. A HOMEOPATIA pode, porém, melhorar a qualidade de vida do paciente, seja no idoso, na gestante, na criança, no bebê. O conhecimento médico é fundamental para o diagnóstico da doença e indicação do medicamento homeopático, que é adequado ao quadro clínico e indicado pelo conjunto de sintomas do paciente, respeitando sua individualidade. O remédio que serve para o conjunto de sintomas e doenças de uma pessoa é diferente para outra. Cada indivíduo apresenta reações e sintomas próprios.

MANTENDO A SAÚDE COM MEDIDAS BÁSICAS E ALIMENTAÇÃO

É importante sempre medir o tamanho do prato, para usar a mesma quantidade todo dia, no almoço e no jantar, inclusive nos dias de estresse ou quando a refeição for saborosa. Pesar 300 gramas por refeição para as mulheres e 400 ou 500 gramas para homens. Não repetir mesmo que a comida esteja gostosa ou se ainda estiver com fome.

Fazer até quatro refeições por dia, sabendo que tudo o que se come é considerado uma refeição; seja uma fruta ou um copo de suco (leite ou refresco), ou um iogurte, ou uma tigela de açaí ou granola. O prato deve ser bem colorido, variado, para comer em qualidade e não em quantidade.

Mastigar bem pois o estômago não tem dentes. A digestão começa na boca sob o efeito da amilase salivar. Quem engole tudo sem mastigar, em três minutos, já comeu tudo o precisava, mesmo que esteja com fome. Se você mastigou pouco e ainda estiver com fome, aguarde 10 ou 15 minutos ou beba água para ajudar o estômago a esvaziar. Assim você ajuda o alimento a chegar no intestino e ser absorvido.

Para evitar as gorduras hidrogenadas que não são

nutritivas e obstruem nossos vasos sanguíneos você não deve usar:

- margarinas e maioneses
- sorvetes cremosos
- recheios e coberturas
- frituras, assados e defumados.

Vamos preferir as gorduras "naturais" que contém as vitaminas lipossolúveis A, D, E e K. Estas vitaminas são encontradas nos alimentos gordurosos, como por exemplo:

- frutas naturalmente gordurosas: abacate, coco, açaí, jiló, berinjela
- azeitona, azeite e outros óleos vegetais que não contém colesterol pois este é produzido no fígado
- leite integral e derivados também integrais: queijos (do branco ao provolone, que é um dos mais gordurosos), manteiga, requeijão, iogurte, creme de leite.
- nuts: nozes, amêndoas, avelãs, castanha do Pará, de caju, gergelim, quinoa, linhaça e outras sementes.
- gema de ovos que são ricas em ferro e colesterol (colesterol bom), mas que não devem ser fritos
- peixes com ômega três que são encontrados em águas profundas e geladas, como: salmão, atum, sardinha, cavalinha, bacalhau.

RECOMENDAÇÕES PARA MANTER A SAÚDE DE ADOLESCENTES E JOVENS

- Dormir 8 a 10 horas por noite
- Andar calçado, vestido e agasalhado, adequadamente
- Moderar nos gelados no inverno
- Não dormir com o cabelo molhado
- Evitar bate-papo no sereno, usar boné ou capuz, na friagem e no sol
- Sair do banho quente vestido, tomar banho frio, não tomar banho gelado
- Moderar nos exercícios, para não ficar exausto
- Só fazer exercícios com peso após parar de crescer, e sob orientação do professor de educação física.
- Variar bem a alimentação e mastigar bem (alimento cru nos "obriga" a mastigar bem)
- Só comer quando estiver com fome, evitando a obesidade e o jejum prolongado
- Não "beliscar" nos intervalos, nem antes das refeições, para comer com fome e gostar da comida.
- Comer primeiro o que gosta menos
- Deixar o suco (sobremesa) para o final da refeição
- Provar, experimentar todo tipo de alimento
- Ajudar na cozinha para dar seu toque pessoal
- Usar molhos, comidas cruas, limão, pimentas,

queijo ralado e condimentos variados, para disfarçar o sabor com criatividade
- Evitar alimentos estimulantes na hora de dormir (café, chá, chocolate, refrigerante)

Não pretendo aqui substituir a orientação de um profissional nutricionista, apenas ajudar na manutenção da saúde, importante fator auxiliar no tratamento médico e homeopático.

EMERGÊNCIAS E MEDICAMENTOS HOMEOPÁTICOS MAIS INDICADOS

AMIGDALITES, FARINGITES

É uma inflamação geralmente dolorosa da garganta, que é a "porta de entrada" dos principais vírus e bactérias causadores de doença. Pode-se tratar ao iniciar dor, inchação, vermelhidão, conforme as inflamações mais comuns.

ACONITUM – Empregado ao início da inflamação, na fase aguda, começando logo após tempo frio e seco, ou ar condicionado. Com ou sem febre, com a garganta vermelha, inchada, seca, queimando, espetando.

APIS MELLIFICA – Garganta inchada por dentro e por fora, vermelho rosada, com sensação de espinho ou de ferida na garganta. Melhora bebendo gelados.

BARYTA CARBONICA – Usar logo ao início da inflamação. Faringites e resfriados frequentes, com amídalas e gânglios próximos tão aumentados que causam engasgos e fisgadas na garganta. Arde para engolir, exceto para líquidos.

BELLADONA – Inflamação aguda e súbita, latejando e ardendo, com garganta "apertando", arranhando e seca. Amígdalas aumentadas, bem vermelhas, principalmente à direita. Desejo frequente de engolir mesmo com dor, principalmente para líquidos. Febre alta, sem abatimento, sem sede, com pés gelados.

MERCURIUS IODATUS RUBER – Inflamação vermelho-escura, piora a esquerda, garganta muito inchada, com dor para engolir e sensação de caroço na garganta, até ao falar. Gengivas inchadas e gânglios "congestionados".

MERCURIUS SOLUBILIS – Garganta arroxeada, inchada e dolorida, ardendo, pior a direita, com dificuldade para engolir e fisgadas no ouvido ao engolir. Hálito fétido, com mau cheiro e formação de pus.

PHYTOLACCA – Amídalas inchadas principalmente à direita, vermelho-escuras, com dor intensa e ardente, indo para os ouvidos ao engolir. Sensação de garganta "quente", com deglutição quase impossível para qualquer líquido, água e alimentos quentes. Garganta inchada com máculas brancas. Febre alta e prostração.

ASMA, BRONQUITE

É um tipo de alergia respiratória com espasmo dos músculos dos brônquios e falta de ar. O espasmo desses músculos causa um sibilo especial na expiração, como um miado de gato. PULMÃO HISTAMINUM, ASPIDOSPERMA, POEIRA E GERMES RESPIRATÓRIOS, são importantes no tratamento do alérgico, mas para as crises agudas podem ser indicados:

ANTIMONIUM TARTARICUM – Asma com falta de ar, asfixia e grande fraqueza. Tudo pior as três horas da madrugada, com muco aumentando e difícil expectoração, quando a criança pede colo, muito sonolenta, mas não consegue deitar.

ASPIDOSPERMA – É um tônico do pulmão que melhora o cansaço por estimular os centros respiratórios e melhorar a respiração. Indicado para a dispneia por qualquer esforço.

GRINDELIA ROBUSTA – Para a tosse espasmódica que piora deitando, piora para dormir e piora depois da meia noite. Desperta em sobressaltos quando começa a adormecer. Tosse e dispneia melhor após vomitar e expectorar uma gosma espessa.

IPECACUANHA ou IPECA – Asma com tosse e dispneia, mas sem expectorar muco. Tosse seca espasmódica, frequente, com náuseas e até vômitos. Tosse com acessos tão fortes que podem causar pequenos sangramentos, rouquidão e até perda da voz.

LOBELIA INFLATA – Dispneia com muita secreção e dificuldade para expectorar por fraqueza muscular. Sensação de opressão no peito e peito cheio, mas todas as queixas melhoram caminhando.

SAMBUCUS – Asma com tosse sufocante, espasmódica, com coriza e obstrução nasal total.

CISTITE

É uma inflamação aguda, às vezes frequente, da uretra e da mucosa que forma a bexiga por dentro. Geralmente causada por uma infecção dos rins, da próstata, da uretra e pela secura da mucosa das mulheres na menopausa. Pode ter sangue na urina, cálculos, dor, febre e evoluir para uma infecção grave. Deve ser acompanhada pelo médico podendo manter a HOMEOPATIA com qualquer outro medicamento.

APIS MELLIFICA – Urina frequente e involuntária, com continência. Últimas gotas queimam e ardem.

CANTHARIS – Urina frequente, aos pingos, com dor ardente, ANTES, DURANTE e DEPOIS de urinar. Necessidade frequente e premente de urinar (tenesmo) mas a urina sai apenas gota a gota.

CHINAPHILA UMBELATA – Para retenção de urina turva e com odor ofensivo, tenesmo com esforço para urinar, queimando, com sensação de bola no períneo como ocorre nas doenças da próstata.

PARREIRA BRAVA – Grande esforço para urinar com dor irradiando para baixo e para as coxas.

Urina escura, com sangue e muco espesso.

SARSA PARRILHA – Dificuldade para urinar em crianças, principalmente ao final. Urina com areia, sangue, muco e pingando quando senta.

UVA URSI - Queimação APÓS urinar, com tenesmo, urina verde, viscosa, com muco espesso em coágulos.

CÓLICAS INTESTINAIS, MENSTRUAIS, "RENAIS"

São dores mais ou menos vivas no abdômen, no baixo ventre ou na região lombar, de causas diversas que podem ser aliviadas até a chegada na emergência pela eliminação dos gases, da menstruação, de um cálculo renal.

ALLIUM CEPA – Cólicas flatulentas das crianças, com gases fétidos e até diarréia. Cólicas com arrotos, náuseas, vômitos, que podem ocorrer também nas queixas digestivas das gripes e resfriados.

CHAMOMILLA – Cólicas peri umbilicais com flatulência, abdômen volumoso e regurgitações. Cólicas com diarréia e mucos verdes que ocorrem na dentição das crianças.

COLOCYNTHIS – Dor intensa que melhora precisando dobrar-se todo para pressionar o abdômen. Cólica como se o intestino estivesse machucado, com diarréia e fezes como geleia toda vez que como ou bebe, mesmo uma pequena quantidade de comida.

CUPRUM METALICUM – Cólica violenta, em câimbras e espasmódicas, com vômitos e diarréia.

Dor abdominal, nevrálgica que ocorre na menstruação.

MAGNÉSIA PHOSPHORICA – Cólicas flatulentas das crianças e recém-nascidos, que aparecem e desaparecem subitamente. Dor espasmódica, em cólicas, no estômago, no ventre, na cólica menstrual.

TABACUM – Dor em cólicas na altura dos rins, com enjoo, vômitos e palidez. Abdome distendido com sensação de buraco na boca do estômago.

DIARRÉIA

Geralmente ocorre por inflamação da mucosa do intestino que causa perda de água nas fezes. Pode acompanhar outras doenças, vir isoladamente e também com vômitos, febre. Se a perda de água pela diarréia for intensa, pode causar desidratação. Os medicamentos mais comumente utilizados são:

ALLIUM CEPA – Para diarréia com gases fétidos, arrotos, náuseas, cólicas e dor no abdome. Pode ser sintoma de algumas viroses também.

ARSENICUM ALBUM – Diarréia escura e com mau cheiro após comer ou beber, com dor ardente na barriga e muita prostração. Pode haver sangue nas fezes, tenesmo e protusão do reto.

CHAMOMILLA – Fezes verdes, aquosas, quentes, com muco em pedaços; com cólicas flatulentas que pioram durante a "dentição".

GAMBOGIA – Diarréia com dor no estômago, dilatado e com gazes após evacuar fezes aquosas, com expulsão abrupta, anus ardendo e tenesmo.

IPECACUANHA – Diarréia com tenesmo, mas que precisa fazer força para evacuar, com dor forte que causa náuseas persistentes e até vômitos. Fezes verdes, escuras, com muco e cólica periumbilical.

PODOPHYLUM – Diarréia sem cólicas, com dificuldade para conter as fezes até a chegada ao banheiro. Fezes aquosas, abundantes, fétidas, amarelas ou verdes e também ocorre na “dentição”.

DISPEPSIA, DISTÚRBIOS DA DIGESTÃO

Dispepsia é um distúrbio que o paciente apresenta por problemas relacionados à má digestão e alterações irritativas da mucosa do estômago. Pode ocorrer por causas diversas, descritas a seguir:

AETHUSA – Dificuldade para digerir o leite, com diarréia e regurgitação logo após esse leite ou outro alimento. Também ocorre a regurgitação uma hora após comer. Sensação de fome após vomitar ou golfar.

ANACARDIUM ORIENTALE – Digestão fraca, como se estivesse empanturrado, com queixas que melhoram comendo. Pode apresentar náuseas, vômitos, arrotos, roncos por flatulência. As cólicas intestinais são fortes e melhoram beliscando ou comendo qualquer alimento.

CARBO VEGETABILIS – É o remédio do ARROTO. Azia com regurgitações e arrotos rançosos, azedos, pútridos. Digestão lenta, com ardência e sensação de peso no estômago. Aversão ao leite, carne, gordurosos.

CHINA OU QUINA – Digestão lenta, flatulência intensa e constante, com arrotos que não aliviam as queixas. Diarréia com gases por frutas, leite, guloseimas das crianças. Diarréia com ou sem vômitos, com perda de líquidos, fraqueza e debilidade.

GRAPHITES – Dispepsia muito importante com azia e queimação quando o estômago está vazio. Queixas digestivas após comer, apresentando flatulência, eructações, náuseas e até vômitos. Sensação de gazes presos, com dor apertando o estômago e melhora afrouxando a roupa. Flatos pútridos e mau hálito.

LYCOPODIUM – Dispepsia por farináceos, repolho, feijão, ostras. Sensação constante de fermentação, como fermento crescendo, borbulhando com eructações até a garganta, que queima por horas. Bom apetite, mas pronta saciedade.

NUX VOMICA – O mais importante medicamento para as principais queixas do aparelho digestivo, com azia, flatulência, eructações amargas e azedas, náuseas intensas, mas não consegue vomitar. Guloso, tem muita fome, tolera gordurosos, mas piora por café. Piora após as refeições com dor de cabeça. Gastrite crônica, vômitos matinais.

DOR REUMÁTICA, CIÁTICA, MUSCULAR, NEVRÁLGICA

Podem ser tratadas por medicamentos homeopáticos com ação analgésica e anti-inflamatória, sem agredir a mucosa do estômago.

ACONITUM – Indicado para dor aguda, súbita, após correntes de ar frio ou do ventilador. Dor após exposição ao tempo frio e ao frio seco do ar condicionado. Dores intoleráveis, fortes, nevrálgicas, articulares e até musculares, com grande abatimento geral. Pode haver sensação de friagem e de dormência no local da dor.

ARNICA MONTANA – Para dor muscular e tendinite após trauma, atividades físicas exageradas e exaustivas. Também melhora o cansaço muscular e a dor no corpo.

BELLADONA – Para dores reumáticas e nevrálgicas que aparecem e desaparecem subitamente, com calor, vermelhidão, latejamento e queimação. Nevralgia do rosto congestionado e com repuxamento dos músculos. Dores reumáticas migratórias, com juntas inchadas, vermelhas e brilhantes. Pressão dorsal muito dolorosa, lombar, nos quadris e nas coxas.

BRYONIA ALBA – Dores reumáticas com inchações dentro das articulações e músculos, com fisgadas e rigidez. Joelhos e pés inchados e quentes. Dor que piora por movimento e melhora com repouso, em qualquer parte do corpo; piora pelo toque e pelo calor, mas melhora com aplicações frias.

COLOCYNTHIS - Câimbras, contração muscular repuxando, com espasmos e dor nevrálgica e ciática que melhoram curvando-se para frente.

HYPERICUM – Nevralgia e dor nas regiões muito inervadas, com formigamento e dormência; câimbras e espasmos musculares após determinados movimentos. Nevralgia após traumas e cirurgias, neurites.

MAGNESIA PHOSPHORICA – Dor nevrálgica aguda, cortante, lancinante (como dardos); contraturas musculares e câimbras, obrigando-nos a curvar para a frente; melhora por aplicações quentes.

RHUS TOX – Dor lombar, ciática, muscular, principalmente ao início do movimento. Dores nos tendões, fáscias, ligamentos, piora pelo frio. Até a pele fica dolorida.

ENJOO, NÁUSEAS, VÔMITOS

São as queixas digestivas mais frequentes e podem ocorrer por causa de situações diversas, tais como por alimentos mal digeridos, odor de produtos químicos ou alimentos, na gestação, pelo movimento de veículos em viagem e até por cálculos renais ou na vesícula.

COCCULUS INDICUS – Náusea com fraqueza e vômito, com aversão a comida, bebida, cigarro e ao cheiro dos alimentos. Piora ao viajar de carro, barco, veículos diversos ou por olhar um barco em movimento. Melhora com bebida fria.

IPECACUANHA – Náusea persistente, constante, de origem gástrica. Vomita comida, muco, bílis, sangue. Dor abdominal forte, com sensação de aperto periumbilical.

KREOSOTUM – Náuseas e vômitos, principalmente na gravidez, com aversão aos alimentos e ao odor dos alimentos.

NUX VOMICA – Quer vomitar, mas não consegue e acumula água na boca. Tem fome mesmo com muita náusea e vômitos, com desejo de alimentos estimulantes e até gordurosos. Sensação de pedra no estômago.

PETROLEUM - É o melhor medicamento para enjôo do mar, em pessoas predispostas à influência do balanço do navio, trem, carros. Convém tomar desde a véspera da viagem ou alguns dias antes. Pode tomar de 1/1 hora ou 2/2 horas durante a viagem.

TABACUM – Dor de estômago com náusea incessante, palidez e prostração, com suor frio e vômito, ao menor movimento. Cuspindo muito por salivação exagerada. Pode ocorrer na gravidez, enjoo do mar (cinetose), cálculo renal. Sensação de buraco na “boca do estômago”.

ENXAQUECAS

Tipo de dor de cabeça muito comum, pode ser familiar, que deve ser avaliada por médicos, para diferenciar das cefaléias causadas por problemas oculares, sinusite, inflamações e outras doenças. A enxaqueca pode vir junto com queixas digestivas, visuais e outras. Pode doer forte, latejar e ter vários fatores desencadeantes, como determinados alimentos, estresse, jejum prolongado, poucas horas de sono e outros.

BELLADONA ATROPA – Dor latejante, cabeça quase explodindo, calor e ardência, couro cabeludo sensível ao toque. Piora a tarde, exposto a claridade e com ruídos.

CHIONANTHUS VIRGINICA – Enxaquecas por alimentos gordurosos, pela menstruação, com dor frontal, na raiz do nariz, através dos olhos e das têmporas.

EPIPHEGUS – Dor de cabeça por estresse, por jejum prolongado, após muito trabalho. Dor que melhora comendo.

IRIS VERSICOLOR – Dor por alimentos gordurosos e após esforço mental. Acompanha vômitos e alterações visuais com brilhos.

NUX VOMICA – Cefaleia congestiva com sensação de peso na cabeça e irritação, com queixas digestivas e náuseas. Dói após muito trabalho mental, muito sol, abuso de café, álcool e medicamentos; com vertigens ao levantar.

PAULINEA (GUARANÁ) – Enxaqueca latejante, por abuso de café, chás, alcoólicos; por excitação sexual; piora por exercícios.

SANGUINARIA CANADENSIS – Cefaleia de qualquer origem, do occipital ao frontal, do nascer ao pôr do sol, no "fundo do olho", com veias dilatadas, que melhora deitando e dormindo.

SPIGELIA – Dor violenta, do occipital ao olho, à esquerda, com vertigem, com sensação de faixa ao redor da cabeça.

FEBRE

A febre é uma das queixas mais frequentes nas emergências, principalmente pediátrica. O medo excessivo em relação à febre, "febrofobia", ainda é comum em vários países e no Brasil.

Febre é uma reação importante e normal quando ficamos doentes, principalmente **ao início** de infecções, quando o organismo está sendo invadido por vírus ou bactérias.

O aumento da temperatura ou hipertermia, acelera as defesas, a produção de anticorpos e "dificulta" a multiplicação dos germes, pode ocorrer com mal estar, agitação, prostração, calafrios, arrepios, náuseas e até convulsão e delírios.

Estas reações podem ocorrer com febre alta ou baixa e são o "melhor termômetro" que existe. A intensidade da febre não deve ser indicativa de infecção grave, exceto em menores de 3(três) meses de idade.

A convulsão febril, delírios e prostração podem ocorrer mesmo com febre baixa. Em famílias com história de convulsão febril, que podem ocorrer até os cinco anos, convém "esfriar" o corpo ou a cabeça da criança com água fria ou morna, além da medicação homeopática, mesmo que a temperatura baixe pouco ou não passe.

Pessoas diferentes podem ter febres diferentes que podem ser tratadas com:

ACONITUM NAPELLUS – Medicamento indicado para febre que sobe rapidamente, com calafrios, nas inflamações agudas da garganta, otites, sinusites, viroses. Febre com agitação, face vermelha (algumas vezes um só lado da face) e muito suor quando a temperatura cai. Febre após corrente de ar ou exposição ao frio seco, como por exemplo, do ar condicionado.

ARSENICUM ALBUM – Febre alta ou baixa, com sede, debilidade e esgotamento durante a febre e a transpiração; com ansiedade, inquietação e sensação de morte.

BELLADONA ATROPA – Febre que aparece e desaparece bruscamente, em inflamações agudas, latejando, com pele seca e quente, irradiando calor. O paciente pode ficar agitado, com alucinações visuais e até convulsões.

BRYONIA ALBA – Febre com calafrios e sensação de calor intenso. Muito suor, muita sede e mucosas secas. Ansiedade durante a febre, pior pelo calor e por qualquer movimento. O paciente deseja ficar imóvel, isolado, com fraqueza física e mental, irritado e apático, com dor em todos os músculos.

EUPATORIUM – Febre com calafrios principalmente pela manhã, precedidos de sede e muita dor nos ossos. Náuseas e vômitos ao final do calafrio. A transpiração alivia a febre, a náusea e a dor nos ossos, mas não alivia a cefaléia e a sede.

FERRUM PHOSPHORICUM – Indicado para os quadros febris leves, frequentemente encontrados no início dos processos inflamatórios e congestivos. Febre com agitação, mais leve que ACONITUM e BELADONA, com prostração mais leve que GELSEMIUM. O início da febre geralmente é à tarde, com calafrios que pioram na madrugada.

GRIPES E RESFRIADOS

As gripes e resfriados estão entre as doenças mais frequentes no mundo. Ocorrem com irritação das vias respiratórias desencadeadas por vento, gelados, friagem, vírus diversos, com ou sem febre, geralmente no inverno e na primavera devido às alterações de temperatura e umidade. Crianças, idosos e alérgicos são os mais acometidos. Podem seguir com sintomas gerais de fraqueza, dor na cabeça, na garganta e no corpo, sensação de cansaço e queixas respiratórias. Caso a intensidade dos sintomas piore em até vinte e quatro horas, um médico deve avaliar os casos mais complicados.

O resfriado é uma infecção respiratória simples, geralmente causada por Rinovírus, cujos sintomas melhoram em algumas semanas. A gripe é uma infecção respiratória mais agressiva, causada pelos vírus Influenza, com febre alta, fraqueza muscular e outros sintomas que duram de cinco a sete dias, com paciente acamado e podendo evoluir com problemas mais graves e até pneumonia.

Durante as gripes e resfriados devemos evitar contato com outras pessoas e locais fechados e também precisamos **usar máscaras e lavar as mãos com sabão ou usar álcool.**

Nas cidades de clima frio e nas estações mais frias do ano, as pessoas tendem a ficar mais em casa com portas e janelas fechadas, ou frequentam locais fechados, aglomerados, facilitando a transmissão de doenças entre as pessoas.

ALLIUM CEPA – Início por resfriamento, pés molhados, tempo úmido e frio; ardência no nariz, boca e garganta; **lacrimejamento** intenso, coriza, cefaléia, tosse e rouquidão. Tosse por respirar ar frio, com laringe coçando. Pode haver queixas digestivas, com cólicas e flatulência.

ALLIUM SATIVA – Coriza intensa, tosse e rouquidão, com expectoração difícil e fétida, perda do olfato e paladar, com espirros, olhos vermelhos, doendo, lacrimejando.

ARSENICUM ALBUM – Grande fraqueza por qualquer esforço, calor ardente no corpo, debilidade com agitação e angústia. Tosse com peito ardendo, chiados no peito e pouca expectoração.

BRYONIA ALBA – Dores generalizadas e no peito, pior por qualquer movimento. Tosse seca com sensação de peito explodindo. Senta na cama para tossir com expectoração difícil e muco duro. Grande fraqueza, febre com calafrios e muito suor. Boca seca, muita sede e lábios rachados.

EUPATORIUM – Dor generalizada, nos ossos e nas costas. Gripe com febre, calafrios, náuseas e vômitos. Dor no globo ocular e na cabeça. Tosse com dor no peito, espirros, coriza, rouquidão.

GELSEMIUM – Adoece por frio e umidade, com febre, calafrios, fraqueza, prostração. Cabeça pesada, congestão e secura nasal, espirros, coriza aquosa e corrosiva. Dor da garganta para o ouvido, com dificuldade para engolir e hálito fétido.

RHUS TOX – Gripes e resfriados com tosse seca por toda a noite, com expectoração de muco em pequenos pedaços. Dor no corpo que melhora mudando de posição, sensação de opressão no peito, fisgadas na garganta ao deglutir.

HEMORRÓIDAS

São veias varicosas, às vezes inflamadas no reto e no ânus, que podem causar dor e sangramento, principalmente por esforço para evacuar e na gestação. É uma das doenças do aparelho digestivo mais comum nos adultos. Apenas o médico é capaz de fazer o diagnóstico diferencial com outras doenças, como fissura anal, fístula e até doenças mais graves como colites, pólipos ou câncer.

AESCULUS HIPPOCASTANUS – Feito da castanha da índia, bom para a sensação de queimadura e secura dentro do reto e ânus; latejando com **muita dor** após evacuar e pouco ou nenhum sangramento. A dor irradia para o quadril e a região lombar.

ALOES VERA – Hemorroidas em cachos de uva com sangramento fácil. Incontinência de fezes com muco, mesmo para fezes consistentes, por "**perda da constricção** do esfíncter anal" e reto doloroso.

CAPSICUM – Ardência da mucosa sobre as hemorroidas. **Arde como pimenta**, com crises de constrição dolorosa no ânus.

COLLINSONIA – Tropismo sobre o reto com constrição, também em crianças. Constrição, hemorroidas salientes com sangramento e **prurido.**

HAMAMELIS – Dor de **machucadura** em hemorróidas internas e externas com sangramento passivo.

MURIATICUM ACIDUM – Para hemorroidas muito sensíveis ao menor toque, até mesmo para higiene. **Prurido anal** intenso e prolapso anal enquanto urina.

PAEONIA – Hemorroidas internas e externas muito dolorosas com fissuras, fístulas e espasmos nos anus. Dores melhoram também com uso externo de PAEONIA em pomada.

RATANHIA – Reto com fisgadas em facadas e fissuras. O anus dói e queima como fogo por muitas horas após evacuar, com sensação de constrição.

INFLAMAÇÃO EM GERAL, INICIAL, ARTICULAR

É a reação natural do organismo a uma agressão. A inflamação é uma resposta imunológica benéfica do nosso sistema de defesa, com nossos glóbulos brancos lutando para nos proteger de bactérias e vírus, substâncias irritantes como picada de insetos e até queimaduras.

O objetivo da inflamação é recuperar ou eliminar as células danificadas, buscando a cura.

Também pode ocorrer inflamação quando sofremos lesões no trauma de uma pancada, na distensão ou torção em um esporte, com a área afetada inchada, vermelha, quente e com dor.

Seguem os medicamentos homeopáticos de ação rápida para melhorar dores e inflamação, sem agredir o estômago e os rins, podendo ser usados em pessoas de qualquer idade.

ACONITUM – Inflamação aguda, súbita, de início rápido, com ou sem febre, com vermelhidão e congestão local. Dor queimante, forte, insuportável, mesmo para uma pequena lesão, impossível de ser tocada. Aconitum tem ação no início de uma doença aguda, devendo ser descontinuado assim que melhorar este quadro agudo inicial.

APIS MELLIFICA – Inflamação semelhante aos efeitos da picada de abelhas, com local ardendo, inchado e vermelho claro. A dor em fisgadas ou picadas é sensível ao mais leve toque e melhora com gelo. Dores agudas em qualquer local e articulação do corpo, quando inchadas ou "fofas", brilhando como envernizadas.

BELLADONA – Para juntas ou qualquer local inflamado, quente, queimando, vermelho, latejando, com sensibilidade exagerada a dor, que pode ser súbita, com ataques violentos de dor. Pele seca e quente, lisa, piora ao ser tocada. Juntas inchadas com dores migratórias, podendo mancar.

BRYONIA ALBA – Locais inflamados doem por qualquer movimento e pela pressão. As juntas são inchadas, com fisgadas e rigidez, com dores dilacerantes, que melhoram pelo repouso, mas pioram de manhã com o movimento. A dor também piora com o tempo quente e aquecendo o local.

GUAIACUM – Juntas inchadas, inflamadas, com dor lancinante, fisgadas e pressão, piores por compressas quentes, no reumatismo agudo. Dores na cabeça e rosto, garganta, nas costas, ombros, braços e mãos, dor ciática, lombar, no tornozelo e até gota.

MERCURIUS SOLUBILIS – Inflamação e dor em qualquer lugar do corpo: na garganta, boca, ouvido, nos ossos, membros e até genitais. O local inflamado é vermelho, inchado, com sensação de dor, ardor e ferimento. Piora a noite e com o calor da cama.

RHUS TOX – Inchação quente nas juntas, tendões e tecidos fibrosos, causando rigidez e dores dilacerantes em locais diversos: ouvidos, nariz, ossos da face, maxilar, garganta, articulações pélvicas, vértebras. Dores principalmente ao início do movimento, mas que melhoram em seguida.

INSÔNIA

É a dificuldade para adormecer e manter o sono. Vários fatores contribuem para um bom sono tais como o colchão, o ambiente calmo, a claridade, o clima, porém preocupações, dores, pernas inquietas, cansaço, pesadelo, queixas da menopausa e da dentição, dentre outros, podem inviabilizar um sono satisfatório, que podemos tratar com:

ACONITUM – Insônia do idosos, com ansiedade no peito, sonhos e pesadelos longos. Sono inquieto, virando-se na cama. Acorda com sobressaltos.

CHAMOMILA – A criança chora, resmunga, tem gemidos durante o sono, com inquietude e mal estar, apesar do cansaço. Sonhos assustadores com ansiedade e olhos meio abertos. Crianças irritadas, principalmente com queixas da dentição.

CINNABARIS – Para insônia com sensação de congestão na cabeça e nos ossos das órbitas. Dor óssea das crianças nas pernas, nos ossos da "canela" principalmente por friagem.

COFFEA CRUDA – Sono agitado com muitos sonhos. Insônia após as três horas da madrugada, por excitação, ideias e atividades mentais. Acorda em sobressaltos e depois cochila.

DAPHNE INDICA – Ocorre principalmente em adultos, com pesadelos, impossibilidade para adormecer, com dores ósseas penetrantes, principalmente nas pernas e nos dias frios.

IGNATIA AMARA – Sono leve ou sem sono, devido a preocupações e problemas diversos, com sonhos longos.

PASSIFLORA – Insônia dos adultos que trabalham demais e com preocupações mentais. Sem sono, mesmo exaustos, não conseguem relaxar e adormecer. A criança deita inquieta e com sono, mas não consegue dormir.

VALERIANA – Insônia com irritação e dores reumáticas que melhoram andando, com espasmos musculares, sobressaltos e câimbras.

MENSTRUAÇÃO, TPM, MENOPAUSA

As queixas femininas devidas às alterações hormonais podem ocorrer no período do fluxo menstrual ou mesmo na menopausa, quando a menstruação acaba.

A Tensão Pré-Menstrual (TPM) desencadeia sintomas desagradáveis justamente antes da menstruação, com as alterações hormonais do meio do ciclo ou que antecedem o fluxo menstrual, e pode ser tratada com os medicamentos a seguir:

ACTEA RACEMOSA – Tem ação sobre os órgãos pélvicos (útero e ovários), com dor lombar e na pelve, que ocorre imediatamente antes da menstruação (na TPM), e também durante o fluxo menstrual, geralmente profuso, escuro, com cólicas e coágulos. Queixas acompanhadas de irritação, peso nas pernas e ondas de calor.

CHAMOMILLA – Indicado para as queixas mentais e emocionais das mulheres quando irritadas e sensíveis antes, durante e após a menstruação, principalmente com cólicas, às vezes insuportáveis e espasmódicas, como as dores do parto. O fluxo é abundante com sangue escuro e coágulos. Também ocorre dor lombar, no quadril e nas mamas que ficam sensíveis ao toque. Pode haver corrimento amarelo irritante.

LACHESIS – Para palpitações e ondas de calor, mamas como se estivessem inflamadas; pessoas que se incomodam muito com roupas justas ou apertadas. Dor no cóccix e no sacro, no alto da cabeça e outros tipos de dor, mas todas melhoram com o fluxo menstrual. Tendência a sangramentos exagerados e hemorragias.

NATRUM MURIATICUM – Menstruação suprimida, irregular, com fluxo exagerado e consequente anemia. Dores principalmente de manhã com sensação de peso no períneo, como se o útero estivesse saindo. Sensação de calor durante a menstruação. Inchação fácil e frequente.

PULSATILLA – Menstruação suprimida quando mantém os pés molhados por muito tempo. Menstruação atrasada, intermitente ou ausente, com coágulos, dor nas costas e sensação de cansaço. Às vezes diarréia durante a menstruação ou logo após.

SANGUINARIA CANADENSIS – Menstruação com mal odor e fluxo abundante. Ondas de calor com face vermelha e veias temporais dilatadas, rubor e ardência nas bochechas; palmas e solas ardentes.

SEPIA – Menstruação diminuída, atrasada, irregular, com dor cabeça. Ondas de calor com fraqueza e transpiração. Secreções e corrimento amarelo esverdeados. Tendência ao aborto e manchas escuras no rosto. Órgãos pélvicos relaxados com sensação de peso para baixo, como se fossem sair pela vagina.

NERVOSISMO, STRESS, MEDOS

São emoções que precisam ser tratadas, para manter o equilíbrio emocional, assim como é necessário tratar das alterações do corpo físico. Devemos buscar adequado controle de nossas emoções quando "excedem" a normalidade, apresentando doenças conhecidas como angústia, depressão, ansiedade, raiva, mágoas, e outras que devem ser tratadas e curadas.

ACONITUM – Para inquietude física e mental, com medo, tristeza e medo de morrer. Ansiedade e angústia fora de controle.

ARSENICUM ALBUM – Para preocupações e medo. Medo da morte e de ser deixado só, angústia e agitação com suor frio, exaustão e debilidade.

CHAMOMILLA – Para pessoas hipersensíveis e irritadas que abusam de café e calmantes; impacientes, chorosas, sempre se queixando e reclamando.

COFFEA CRUDA – Para extrema sensibilidade e irritabilidade, muita agitação nervosa e inquietação. Impressionáveis, coléricos, mais cheios de ideias e rápido na ação. Atividade física e mental aceleradas.

IGNATIA AMARA – Para temperamentos nervosos e humor instável, em pessoas com alterações de equilíbrio emocional, por preocupações e perdas, que interferem na coordenação motora com espasmos nervosos, contraturas, tremores.

NATRUM MURIATICUM – É importante para depressão, principalmente por raiva ou após a morte de uma pessoa querida, com fraqueza e cansaço. O remédio equilibra emocionalmente após aborrecimento fácil e também irritação por bagatelas. A pessoa chora facilmente, é sensível, mas não aceita consolo.

PASSIFLORA – É conhecida e preparada a partir do maracujá-guaçu. É usada em tintura mãe e tem o efeito de acalmar o sono e o sistema nervoso. Também acalma os que têm preocupações emocionais e os que trabalham demais, agindo como sedativo.

VALERIANA – Para doenças nervosas, espasmos e contraturas musculares, perturbações emocionais em geral. É indicado para pessoas trêmulas, irritáveis, hipersensíveis.

RINITE E SINUSITE ALÉRGICAS

Ocorrem por irritação e/ou inflamação das vias aéreas superiores, causados por agentes físicos, químicos ou biológicos, como pólen, poeira doméstica, pelos e penas de animais, fumaça, odores, mofo e até alterações de temperatura.

A alergia é uma reação do corpo contra esses agentes que podem se manifestar com espirros, coriza, coceira do nariz e da região ao redor do nariz, produzindo muco, congestão facial e na parte posterior da garganta, obstrução nasal, peso e dor na cabeça.

ALLIUM CEPA – Coriza aquosa, gota a gota, irritante, queimando o nariz, sensação de boca e garganta "rasgadas", olhos ardendo, lacrimejando muito e sensíveis à luz. Espirros com opressão na raiz do nariz, dor frontal (na testa), na face e na cabeça. Tosse por coceira na garganta e rouquidão. Piora entrando em local quente e melhora ao ar livre.

AMBROSIA – Crise de rinite também chamada "febre do feno", quando causada pelo pólen, com muita **coceira no rosto, olhos e nariz**, espirros, coriza, lacrimejamento e congestão nasal e facial. A crise de rinite pode preceder à crise de asma.

ARUM TRIPHYLLUM – Rinossinusite com obstrução total a noite, coriza intensa, aquosa, irritante, às vezes com raios de sangue. Dor na raiz do nariz, coceira intensa no ouvido, sensação de ferida no céu da boca (palato) e rouquidão. Piora com golpes de ar, com uso frequente da voz, cantando (rouquidão dos sacerdotes).

ASTRAGALUS MOLLISSIMUS – Ação localizada no seio maxilar e frontal, principalmente à direita, com dor no supercílio direito e nos ossos da face, com sensação de pressão e tonteira.

HEPAR SULPHUR – Indicado **logo ao início da rinossinusite** causada por vento frio e seco, por ar frio e tempo frio em geral; com coriza espessada, amarelada e obstrução nasal. Evita e previne a evolução com inflamação de toda a mucosa respiratória, que pode apresentar prurido constante na garganta, com tosse seca e rouca. Melhora agasalhando a cabeça.

NATRUM MURIATICUM – Coriza aquosa, fluida, irritante, seguida de obstrução nasal e **espirros violentos**. Lacrimejamento irritante com olhos ardendo, pálpebras pesadas e inchadas. Inflamação do seio frontal com cefaléia martelante, congestiva, estalando por todo o dia. Sensação de cabeça grande, aumentada, perda do olfato e paladar.

NUX VOMICA – Rinite ou sinusite com **obstrução nasal alternando as narinas**, com espirros matinais, coriza aquosa irritante, obstrutiva, que piora ao amanhecer e com o calor do quarto; mas melhora ao ar livre e com o tempo frio e seco (do ar condicionado).

SABADILLA – **Espirros** em acessos, coriza intensa, com dores frontais fortes, lacrimejamento e pálpebras vermelhas, queimando. Sensibilidade exagerada do olfato (qualquer cheiro incomoda). Descarga nasal aquosa e profusa, rinofaringe com secura, sensação de caroço na garganta e desejo frequente de engolir. Melhora agasalhando e com bebidas quentes.

SAMBUCUS – Inflamação de vias aéreas superiores. Obstrução nasal severa na criança, que sufoca dormindo ou mamando. Coriza do bebê que funga constantemente e não consegue mamar, com **nariz bloqueado.** A criança desperta sufocada e senta na cama sem poder respirar pelo nariz. Melhora com movimento e sentando na cama.

TOSSE ALÉRGICA

A tosse pode ocorrer em várias doenças, por irritação ou inflamação da mucosa dos pulmões, garganta e das vias aéreas superiores, como nas gripes, viroses e resfriados.

Se o diagnóstico médico for de **tosse alérgica,** podemos ter opções de tratamento antes da tosse evoluir para asma, laringite e até outros agravantes como a pneumonia, que devem ser tratados por médicos. Os medicamentos indicados com mais frequência são:

ACONITUM – Tosse súbita, com ou sem febre, após corrente de ar frio, do ar condicionado ou devido a exposição ao tempo frio e seco. Deve ser dado **logo ao início** da doença aguda e da tosse seca, enquanto não começar a produção de secreção.

ANTIMONIUM TARTARICUM – Tosse encatarrada, com muito muco, com brônquios cheios de secreção, na bronquite, no enfisema dos velhos. Tosse que piora ao anoitecer e por deitar-se à noite, mas que melhora sentado ereto.

BELLADONA – Tosse seca, curta, coçando a garganta, com ataques súbitos e violentos de tosse e secura da boca e garganta. Desejo de engolir, embora difícil e arranhando, com garganta vermelha como se estivesse envernizada. Sensação de caroço na garganta. Pode ser tosse rouca e sem dor, como tosse de cachorro.

BRYONIA ALBA – Tosse seca e curta, com dor e fisgadas na garganta e no peito. Garganta e boca **muito secas.** O peito parece que vai explodir com a tosse, que piora por qualquer movimento, piora a noite e entrando em lugar quente, mas melhora com repouso. Tem que sentar na cama por causa da tosse, com sensação de fraqueza.

DROSERA – Tosse espasmódica, irritante, profunda e rouca, com acessos tão próximos que mal dá para respirar, parecendo coqueluche, laringite, asma. Tosse com dor na garganta, com acessos e náuseas ao deitar-se, principalmente após a meia noite, às vezes com expectoração. É uma tosse aflitiva, como se houvessem penas na garganta, com voz rouca e garganta seca, arranhando a campainha da garganta (úvula) e piorando ao falar.

HEPAR SULPHUR – Tosse rouca, seca, por qualquer friagem no corpo, por vento frio e seco, quando se descobre, após beber gelados. Tosse sufocante, pior pela manhã, com crises de tosse seca ou produtiva, inflamações catarrais e sinusite.

IPECACUANHA ou IPECA – Tosse de resfriados comuns e frequentes, mesmo no verão e com temperatura amena. Pode ser tosse seca ou produtiva, mas intensa e sufocante a cada movimento respiratório. Sem expectorar muco, causando olheiras, náuseas e até sangramento nasal (epistaxes) pelo esforço da tosse. Essa tosse pode ocorrer ao final dos resfriados, com coriza, obstrução nasal, rouquidão e até perda da voz.

RUMEX CRISPUS – Tosse seca, irritante, por coceira na garganta, que piora a noite impedindo o sono. Tosse intensa, com sensação de garganta arranhada e caroço na garganta, produzindo muco espumoso e aquoso. Tosse piora falando e respirando ar frio mais melhora cobrindo a cabeça.

TRAUMAS, QUEDAS, ACIDENTES

Incluem-se como trauma as seguintes situações: **Contusão** – É o resultado do trauma entre um corpo estranho e qualquer local do corpo; **Escoriação** – É uma esfoladura da pele por queda, atrito, pancadas ou leve traumatismo; **Entorse** – Ocorre por distensão violenta dos ligamentos de uma articulação; **Luxação** - É o deslocamento de um osso ou articulação, com distensão dos ligamentos e tendões, dor, edema articular e impossibilidade para mover-se.

O tratamento homeopático é importante para as lesões e consequências do trauma, ajudando na reação do organismo, recuperando o tecido lesado, a integridade das células e da circulação local, reduzindo a dor e prevenindo posterior inflamação ou infecção.

A HOMEOPATIA trata a lesão por corte, contusão, escoriação, queimadura, de qualquer região do corpo, seja lesão óssea, de articulação, nervos, músculos, ligamentos, tendões e também o trauma decorrente de cirurgias e do esforço das atividades físicas.

ARNICA MONTANA – Tem efeito antitraumático, anti-hemorrágico e anti-infeccioso. É o grande remédio homeopático do trauma por contusão, independentemente do local ou órgão lesado, mesmo para os efeitos tardios de um trauma. Indicado para o corpo doído como se tivesse sido espancado, após o excesso de trabalho muscular e após cirurgias. É um tônico muscular e tem ação analgésica e anti-inflamatória, com melhora do edema, do sangramento e das dores. Pode ser usado antes e depois do parto.

CALENDULA – Para cicatrização rápida, melhora a dor, o sangramento e a secreção purulenta (com pus) dos ferimentos, em qualquer lesão, queimaduras, fissuras, esfoladuras, assaduras e demais escoriações da pele, de adultos, crianças e bebês. Calêndula acalma as dores intensas das feridas e o sangramento, previne a inflamação e apressa a cicatrização; reduz o sangramento das cirurgias e após extração dentária. Em tinturas, gel, pomadas, Calêndula tem uso externo para curativos de cirurgias, queimaduras, feridas abertas e dilaceradas e até abcessos.

HYPERICUM – É mais importante do que qualquer analgésico para aliviar a dor, em locais que ofendam os nervos, ferimentos e úlceras muito sensíveis à dor; para dores da coluna vertebral, do cóccix, da hérnia de disco. Hypericum é o medicamento das dores intensas, nevrálgicas e pós traumáticas, após cirurgias, queimaduras, esmagamento; feridas perfurantes por pregos, farpas e lascas; mordidas de animais; pelo trauma causado por queda de peso (como martelo) sobre os dedos das mãos e pés e em locais muito inervados. Hypericum está para os nervos como Arnica está para contusões. É indicado para nevralgia facial, dos dentes e das orelhas; neurites traumáticas; neurite ardente com formigamento e dormência quando algum ramo nervoso é ofendido, principalmente em locais muito inervados, como dedos das mãos e dos pés.

RHUS TOX - Atua principalmente nos tecidos fibrosos das juntas, tendões, ligamentos, fáscias, aponeuroses, que podem inflamar com dores às vezes intensas, rigidez e limitação dos movimentos. Rhus tox trata lesões relacionadas a exercícios físicos, ao excesso de esforço, com danos por distensão ou torcedura de tendões, músculos grandes e os ligamentos (músculos pequenos). Como consequência a sangramento dentro da fáscia, da cápsula da articulação, com inchaço, rigidez, hematoma, dor ao movimento, causando dores de localização diversas por inflamação lombar (lumbago), cervical (torcicolo), articular (artrite), etc. Essas dores, muitas vezes com dormência e formigamento, melhoram por aplicação quente e pioram durante o sono, particularmente **melhorando com o movimento e piorando pelo repouso.**

RUTA GRAVEOLENS – Trata os problemas causados por **distensão** dos ligamentos e tendões, principalmente flexores das articulações e cartilagens, com dor generalizada semelhante a machucadura por esmagamento, com fraqueza, prostração e sensação de ossos doloridos. Indicado para dor lombar matinal (ao acordar) e sensação de fraqueza no quadril e nos músculos das coxas; dor nos tornozelos e punhos; torceduras e cistos sinoviais (gânglios). Ruta melhora a formação do calo ósseo das fraturas.

SYMPHYTUM – É o **específico ortopédico** que favorece a formação do calo ósseo e melhora a sensibilidade das extremidades ósseas fraturadas. Symphytum trata as dores dos ossos irritados no local da fratura, com espetadelas, dores no periósteo no coto da amputação. É indicado para o trauma em locais altamente inervados como o periósteo (membrana que envolve os ossos, como por exemplo, na "canela") e para ferimentos nas juntas e tendões.

VIROSES E ARBOVIROSES (DENGUE, CHIKUNGUNYA, ZIKA VIRUS)

As viroses respiratórias ocorrem geralmente no inverno e na primavera, devido às alterações de temperatura e umidade. As crianças, idosos e alérgicos são os mais acometidos de gripes e resfriados (veja item Gripes, resfriados), que se não tratados podem piorar e o médico deve ser consultado.

No verão, no Brasil, e em alguns países de clima quente, temos doenças causadas por ARBOVIRUS, transmitidas de uma pessoa para outra através do mosquito Aedes aegypt que são Dengue, Chikungunya, Zika Virus, mais frequentes nas estações quentes e chuvosas que são favoráveis à multiplicação de mosquitos.

A **DENGUE** é transmitida pelo mosquito Aedes aegypt que vivia na mata, mas devido ao desmatamento urbano, é encontrado nas residências e suas larvas crescem na água parada, em recipientes domésticos, plantas, pneus e outros objetos ou locais que acumulem água.

Após a picada do mosquito e a multiplicação do vírus dentro do nosso corpo, aparece a febre, geralmente alta durante dois a cinco dias, algumas vezes com período de remissão e retorno da febre que pode ser o único sintoma. Pode haver dor no corpo, juntas e ossos (como ossos quebrados); dor de cabeça por trás dos olhos, fotofobia, leve conjuntivite, faringite, falta de apetite, náuseas e vômitos; cansaço exagerado, dor ao toque dos músculos e abdômen; manchas vermelhas na pele e até nas juntas.

Algumas pessoas custam a se recuperar, ficam fracas e debilitadas por duas ou três semanas, outras podem apresentar hemorragia séria e choque.

Às vezes precisamos diferenciar a Dengue de outras viroses como Chikungunya, Zika Virus, Mononucleose, Leptospirose, Riquetsiose e até outras viroses. Também chamada de "FEBRE QUEBRA OSSOS" e de "Quarta Moléstia", a Dengue tem apenas na HOMEOPATIA tratamento bom e seguro. Os medicamentos mais indicados para tratar a Dengue são:

APIS MELLIFICA – Para edema (inchaço) na pele, mucosas e membranas. Pele vermelha rosada, com manchas semelhantes à urticária. Dor ardente no corpo, em fisgadas e sensibilidade ao toque. Dor nas juntas, dedos e solas dos pés. Febre com calafrios e sede que melhora com banho frio, prostração, sonolência e até inflamação aguda nos rins.

BRYONIA ALBA – Atua sobre todas as membranas e vísceras. Mucosas secas, boca seca, lábios rachados e sede exagerada. Paciente irritado, com fraqueza física e cefaleia, dor nas juntas; juntas vermelhas, inchadas, quentes, com fisgadas e dores intensas que melhoram com repouso e pioram com qualquer movimento, exercício ou toque.

EUPATORIUM – **É o medicamento mais específico da Dengue,** com dor generalizada e forte nos ossos, músculos e até no globo ocular; com queixas digestivas e vômitos verde, cefaléia latejante como um chapéu de chumbo pressionando o crânio. Também indicado para as complicações da Dengue com comprometimento dos rins e fígado, e até hepatite viral.

GELSEMIUM – Trata viroses e gripes com muita prostração e fraqueza muscular generalizada; com coriza aquosa, corrosiva, garganta inflamada com sensação de caroço e dificuldade para engolir, dor irradiando da garganta para o ouvido. Dor no corpo com sensação de músculos machucados como se tivesse levado uma surra. Dor de cabeça intensa, da fronte ao ouvido. Febre com calafrios intensos e tremores, batendo o queixo. Pele quente e seca com fases de calor e suor exaustivos e erupção na pele generalizada semelhante ao sarampo.

RHUS TOX - Indicado para viroses com dor em todos os ossos e articulações, com manchas na pele que podem ou não coçar. São dores agudas, intensas, que melhoram com o movimento e mudando de posição. Dores principalmente ao início do movimento. Também para dor na cabeça da testa para a nuca e no maxilar, às vezes com a face inchada. Extrema fraqueza cansando pelo menor esforço, chegando a dormir com absoluta exaustão. Coriza e lacrimejamento com lágrimas quentes, fotofobia e dor nos olhos. Espirros e coriza por molhar-se, tosse seca por toda a madrugada e pior de manhã cedo ao acordar, quando expectora pequenos pedaços de muco. Febre intermitente, alternando frio e calor, com calafrios e muita agitação. Manchas na pele semelhantes à urticária durante o calor febril, podendo ter até pequenas bolhas ardentes.

A **CHIKUNGUNYA** é uma infecção viral também transmitida através do mosquito Aedes Aegypt. Ocorre em todo o mundo, particularmente na África, Ásia, Índia e Brasil. Pode causar queixas durante meses e eventualmente ocasionar a morte.

O diagnóstico médico requer exames de laboratório, de imagem e clínico. Os sintomas são especialmente manchas vermelhas na pele, tronco, face e extremidades, que depois aparecem nas articulações com edema e dor. A maioria das pessoas melhora em cerca de uma semana, mas outros sintomas aparecem após uma semana com dores intensas nas articulações dos pés e mãos, punhos e tornozelos. O vírus se aloja nas membranas das articulações e as dores podem ser muito fortes e durar muitos meses. São dores intensas que persistem apesar do uso de analgésicos e anti-inflamatórios, porém melhoram com a HOMEOPATIA.

Essas dores incapacitantes dificultam principalmente a marcha e a pessoa caminha com dificuldade a cada passo, gemendo de dor e **curvada.** Daí a origem do nome **Chikungunya**, que significa "aquele que anda curvado".

Como sequelas podem ocorrer ansiedade, depressão, dificuldade de concentração, atenção e memorização, mas comuns em idosos, e também queda de cabelos (alopecia). Sequelas mais graves, porém, menos frequentes podem persistir por até três a seis anos, causando no sistema nervoso convulsões, fraqueza nas pernas e braços, paralisia e lesão nos nervos, síndrome de Guillain-Barré e alterações da coordenação motora.

Também pode haver comprometimento da visão, inflamação no coração e nos rins, problemas imunológicos (como pancreatite, hepatite, insuficiência respiratória e até pneumonia), alterações circulatórias com linfedema agudo e acúmulo de líquido nas pernas e dorso dos pés.

O tratamento é semelhante a Dengue, com Apis mellifica, Bryonia, Eupatorium, Gelsemium, Rux tox, acrescentando Actea spicata e Radium bromatum.

ACTEA SPICATA – Trata a dor das pequenas articulações, principalmente dos pés e das mãos, com sensação de fraqueza e formigamento que paralisa o movimento e mal se pode pisar. Ocorre vermelhidão nessas juntas com dores intensas, penetrantes, nos dedos das mãos e dos pés, punhos, tornozelos, com edema fácil pelo caminhar e por qualquer movimento. Pode também haver queixa de coriza com nariz vermelho e dor até nos joelhos.

RUX TOX – Indicado para tratar viroses diversas, particularmente na **Chikungunya** pela sua ação nas dores dos ossos, músculos, ligamentos, tendões e fáscias, com dores intensas que evoluem de forma prolongada, com perda de força, formigamento e edema, com dor até por tocar na pele.

Na **Chikungunya** a dor e perda de força é mais intensa nos braços, punhos e dedos, tornozelos e artelhos, com grande dificuldade para caminhar. Essas dores agudas pioram ao início do movimento, pela umidade e pelo excesso de esforço. Rhus tox também melhora as dores das extremidades dos ossos e maxilar, com rigidez e estalos (crepitações), dor na nuca, dorso, extremidades e até nas articulações da pelve.

RADIUM BROMATUM – Para dor forte em todo o corpo, com inquietação, muita fraqueza, cansado e irritado. Febre com "frio intenso", batendo queixo. Músculos doloridos nas pernas e quadril, com corpo quase quebrando ao se movimentar. Sensação de cabeça pesada, com dor frontal e nos olhos, náuseas e gases. Pele com prurido, vermelhidão, ardência, edema, podendo ter ulceração. Tosse persistente, seca, espasmódica, com coceira supra esternal e dor na garganta. Dor lombar e sacra, no osso, nas costas, entre os ombros, melhor se movimentando. Dor aguda nos ombros, crepitando, irradiando para os braços, mãos e dedos. Dor forte nas extremidades. Dor no quadril, atrás dos joelhos, tornozelos, panturrilhas e dedos dos pés.

ZIKA VIRUS é uma arbovirose causada pelo vírus ZIKV, isolado pela primeira vez em macacos na floresta Zika de Kampala, Uganda, em 1947.

Expandiu-se na África, Ásia, Oceania e Américas.

A maioria das infecções pelo ZIKV são assintomáticas ou com sintomas semelhantes à Dengue e Chikungunya em cinquenta por cento dos casos. Pode haver complicações neurológicas graves nos idosos e nas mulheres grávidas, causando microcefalia nos fetos, encefalite, neurite e até Síndrome de Guillain-Barré.

Após cerca de sete dias do período de incubação, podemos ver manchas na pele, cansaço, conjuntivite, dor na cabeça, juntas e músculos. As crianças com síndrome congênita do Zika Virus podem ter deficiência intelectual, física e sensorial para toda a vida.

NÃO EXISTE tratamento antiviral específico para o Zika Virus, não há vacina ou terapia específica disponível, segundo o Ministério da Saúde. O controle do mosquito é a principal prevenção, com telas, capas e tampas para os diversos recipientes com água parada. A proteção individual pode ser feita com roupas compridas, mosquiteiro e repelentes.

O TRATAMENTO HOMEOPÁTICO pode ser feito com os medicamentos indicados anteriormente para a Dengue e Chikungunya relatados aqui.

Recomendo também esta fórmula preventiva com GELSEMIUM, EUPATORIUM, RUX TOX, APIS MELLIFICA e BRYONIA ALBA, na potência 30ch, para dez tabletes, uma vez por semana durante períodos de epidemias, para todas as idades, gestantes, idosos e recém nascidos.

REFERÊNCIAS BIBLIOGRÁFICAS

ARAUJO MATOS, Roseana. A Produção do Conhecimento em HOMEOPATIA e seu Ensino nas Faculdades de Medicina das Universidades Federais Brasileiras. Rio de Janeiro, 2009. Dissertação (Mestrado em Educação e Saúde), Universidade Federal do Rio de Janeiro, Centro de Ciências da Saúde, Núcleo de Tecnologia em Saúde, 2009.

BOERICKE, Willian. Repertório Homeopata. Quarta Edição Traduzida. Rio de Janeiro, 1991.

BOERICKE, Willian. Matéria Médica Homeopática com Índice Terapêutico. Segunda Edição Traduzida. Rio de Janeiro, 1990.

CAIRO, Nilo. Guia de Medicina Homeopática. São Paulo: Ed Livraria Teixeira, 1980.

FOUCAULT, Michel. Nascimento da Clínica, Rio de Janeiro, Editora Forense Universitária, 2003.

GALHARDO, José Emygdio R. Iniciação Homeopathica. Typ. Henrique M. Sondermann, Rua S. Pedro, 308 – Rio de Janeiro, 1936.

HAHNEMANN, Samuel. Organon de la Medicina. Buenos Aires: Editora Albatroz, 1980.

ILLICH, Ivan. A Expropriação da Saúde: Nêmesis da Medicina. Ed. Nova Fronteira, São Paulo, 1975.

KOSSAK-ROMANACH, Anna. HOMEOPATIA em 1000 Conceitos. São Paulo: Elcid, 1984.

LACERDA, Paulo. Dicionário de HOMEOPATIA, Rio de Janeiro, Ed. Uni-Midia, 1999.

LATHOUD, Joseph Amédée. Matéria Médica Homeopática. Ed. Albatros, Buenos Ayres, Copyright 1982.

LUZ, Madel T. A Arte de Curar Versus a Ciência das Doenças: História Social da HOMEOPATIA no Brasil. São Paulo: Dynamis Editorial, 1996.

LUZ, Madel T. Natural, Racional, Social: Razão Médica e Racionalidade Científica Moderna. São Paulo: Hucitec, 2004.

MINISTÉRIO DA SAÚDE. Dengue, Chikungunya, Zika Virus, Para Orientações Básicas: https://www.cevs.rs.gov.br>arquivos.

OMS (Organização Mundial de Saúde), 1986. Carta de Ottawa para la Promoción de la Salud. In: Promoción de la Salud: Una Antologia, Publicación Científica 557, pp.367-372, Washington, DC: OPS.

OMS (Organização Mundial de Saúde), 1978.

Declaração de Alma-Ata. Conferência Internacional sobre Cuidados Primários de Saúde, Alma-Ata, URSS, 1978.

RIBEIRO, Ariovaldo Filho. Repertório de HOMEOPATIA. Segunda Edição, São Paulo: Editora Organon, 2010.

ROCHA, Ruth. Minidicionário. Editora Scipione, São Paulo, 2001.

SELYE, Hans. Stress-Montreal, Acta Inc. Med. Public, 1950.

TAMOSAUSKAS, Márcia. De Médico Especialista a Professor de Medicina: A Construção dos Saberes Docentes. Dissertação de Mestrado em Educação. Universidade Metodista de São Paulo, 2003.

VALLA, Vincent. Apoio Social e Saúde: Buscando Compreender a Fala das Classes Populares. In: Educação Popular Hoje (M.V. Costa, org.), pp15, São Paulo: Editora Loyola, 1998.

VOISON, H. Manual de Matéria Médica para o Clínico Homeopata - São Paulo: Ed. Andrei, 1984.

ZULIAN, Marcus. HOMEOPATIA: Desinformação e Preconceito no Ensino Médico. Revista Brasileira de Educação Médica, v.31, n.1, p.15-20, 2007.

ÍNDICE DE MEDICAMENTOS APRESENTADOS NESTA OBRA

ACONITUM
ACTEA RACEMOSA
ACTEA SPICATA
AESCULUS HIPPOCASTANUS
AETHUSA
ALLIUM CEPA
ALLIUM SATIVA
ALOES VERA
AMBROSIA
ANACARDIUM ORIENTALE
ANTIMONIUM TARTARICUM
APIS MELLIFICA
ARNICA MONTANA
ARSENICUM ALBUM
ARUM TRIPHYLLUM
ASPIDOSPERMA
ASTRAGALUS MOLLISSIMUS
BARYTA CARBONICA
BELLADONA
BRYONIA ALBA
CALENDULA
CANTHARIS
CAPSICUM

CARBO VEGETABILIS
CHAMOMILLA
CHINA OU QUINA
CHINAPHILA UMBELATA
CHIONANTHUS VIRGINICA
CINNABARIS
COCCULUS INDICUS
COFFEA CRUDA
COLLINSONIA
COLOCYNTHIS
CUPRUM METALICUM
DAPHNE INDICA
DROSERA
EPIPHEGUS
EUPATORIUM
FERRUM PHOSPHORICUM
GAMBOGIA
GELSEMIUM
GRAPHITES
GRINDELIA ROBUSTA
GUAIACUM
HAMAMELIS
HEPAR SULPHUR
HYPERICUM
IGNATIA AMARA
IPECACUANHA ou IPECA

IRIS VERSICOLOR
KREOSOTUM
LACHESIS
LOBELIA INFLATA
LYCOPODIUM
MAGNÉSIA PHOSPHORICA
MERCURIUS IOD RUBER
MERCURIUS SOLUBILIS
MURIATICUM ACIDUM
NATRUM MURIATICUM
NUX VOMICA
PAEONIA
PARREIRA BRAVA
PASSIFLORA
PAULINEA (GUARANÁ)
PETROLEUM
PHYTOLACA
PODOPHYLLUM
PULSATILLA
RADIUM BROMATUM
RATANHIA
RHUS TOX
RUMEX CRISPUS
RUTA GRAVEOLENS
SABADILLA
SAMBUCUS

SANGUINARIA CANADENSIS
SARSA PARRILHA
SEPIA
SPIGELIA
SYMPHYTUM
TABACUM
UVA URSI
VALERIANA

GLOSSÁRIO

Alopatia – Terapêutica que adota meios contrários à natureza da doença. “Alo” significa contrário e “Pathos” doença ou sofrimento.

Alopecia – Queda parcial ou total dos cabelos.

Arboviroses – São doenças causadas por vírus do tipo arbovírus, transmitidos principalmente por mosquitos como o Aedes aegypt, que transmite a Dengue, Chikungunya e Zika Virus.

Artelhos – São os dedos do pé.

Articulação – É a junta que faz a conexão de dois ou mais ossos.

Cefaleia – É o mesmo que dor de cabeça.

CFM - Conselho Federal de Medicina.

CRM - Conselho Regional de Medicina.

Crepitação – Pequenos estalos produzidos aos movimentos das articulações.

Discinesia – São movimentos musculares involuntários causados por algumas doenças ou alguns medicamentos.

Dinamizar – Dar caráter dinâmico, transformando energia mecânica e outra forma de energia.

Dispepsia – Dificuldade para digerir, má digestão.

Dispneia – Dificuldade ao respirar, falta de ar.

Dor nevrálgica – Dor referente a doença ou

inflamação em um nervo.
Edema – Inchação ou inchaço; acúmulo de líquido em algum local do corpo.
Eletrocardiograma – Gráfico dos movimentos do pulsar do coração.
Eletroencefalograma – Registro gráfico das atividades elétricas do cérebro.
Empírico – É o resultado da experiência sem comprovação prática, apenas baseada em observação teórica.
Epidemia – Doença que ataca grande número de pessoas da mesma região.
Fáscia – É um envoltório fino de tecido conjuntivo, feito principalmente de colágeno, que envolve e mantém no lugar os órgãos, ossos, vasos sanguíneos, fibras nervosas e músculos.
Física quântica – É o ramo da física que estuda os sistemas físicos menores que os átomos.
Fitoterapia – É o tratamento de doenças através do uso de plantas e de produtos de origem vegetal.
Fotofobia – É uma sensibilidade exagerada à luz, com dificuldade para manter os olhos abertos quanto expostos a muita claridade.
Foucault – Filósofo, historiador e crítico do poder e da violência racial, social, sobre os trabalhadores, mulheres e loucos e do poder médico.

Gastrite – Inflamação do estômago.
Genótipo – É o conjunto de genes das células e do nosso corpo, que determina as características de qualquer indivíduo.
Homeopatia – É a terapêutica que trata as doenças com substâncias em doses pequeníssimas ou nanodoses, capazes de produzir em pessoas saudáveis sintomas semelhantes aos que os doentes apresentam. "Homeo" é semelhante e "Phatos" é doença ou sofrimento.
Ligamento – Cordão fibroso que liga os ossos entre si.
Linfedema – Inchaço do braço ou perna causados pela obstrução do sistema linfático, que são os vasos que transportam a linfa (líquido aquoso que se encontra em várias partes do corpo).
Manipulação – Preparo de medicação com as mãos.
Medicalização – Empregar substâncias desnecessariamente para sintomas diversos, que não chegam a representar uma doença.
Medicina ortodoxa – É a prática da medicina dentro de padrões e doutrinas definidas.
MS – Ministério da Saúde.
Nanodose – É uma dose muito pequena de um campo científico que usa tecnologia para manipular átomos e moléculas, para maior efetividade nos

tratamentos.
OMS – Organização Mundial da Saúde.
Periósteo – É a membrana que reveste externamente os ossos.
Predisposição – Tendência ou propensão a ter determinadas doenças.
Racionalidade médica – Pensamento ou raciocínio médico.
SAMU – Serviço de Assistência Médica de Urgência.
Sequela – Alteração física ou funcional causada por uma doença ou acidente.
Simillimum – É o medicamento homeopático mais semelhante ao conjunto de características pessoais, emocionais e doenças que o paciente apresenta.
Suscetível – Pessoa capaz de sofrer influências ou de contrair determinadas doenças.
Terapêutica ou Terapia – É o ramo da medicina que estuda e pratica os meios adequados para tratar os doentes.
TPM ou Tensão Pré Menstrual – É o estado de tensão apresentado pelas mulheres no período que antecede a menstruação.
Tratamento invasivo – É o que invade o organismo, que se comporta de forma agressiva, podendo atingir órgãos internos ou causar danos à

integridade ou à saúde.

Trombo – É o coágulo de sangue que se forma dentro de uma veia, artéria ou dentro do coração ou outro órgão.

Unicista – É o médico homeopata que busca e prescreve doses únicas em altas potências, baseado no Repertório Homeopático de James Tyler Kent, uma enciclopédia de doenças e sintomas.

UPA – Unidade de Pronto Atendimento.

Urticária – Erupção da pele semelhante às alterações produzidas pela planta urtiga, com placas lisas e pouco salientes que queimam, coçam e ardem.

Vitaminas lipossolúveis – São aquelas encontradas nos alimentos gordurosos, com "gordura boa".

www.ingramcontent.com/pod-product-compliance
Lightning Source LLC
LaVergne TN
LVHW010830051026
849532LV00007B/2658
* 9 7 8 6 5 2 6 6 2 4 0 7 4 *